DEYSINE, Vétérinaire en 1er
AU 7e DRAGONS

DE

l'Inspection des Viandes

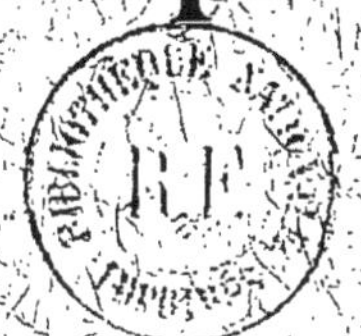

DANS LES

CORPS DE TROUPE

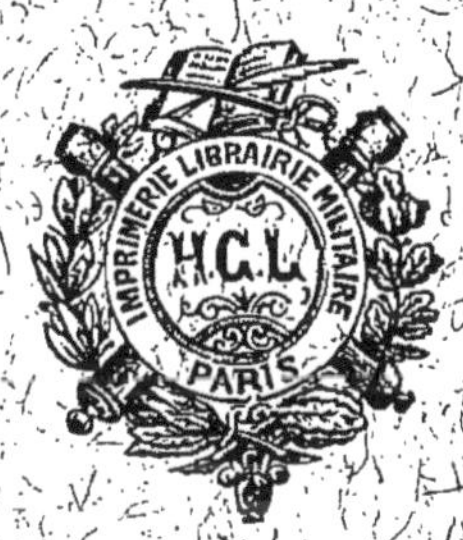

PARIS
HENRI CHARLES-LAVAUZELLE
Éditeur militaire
10, Rue Danton, Boulevard Saint-Germain, 118

(MÊME MAISON A LIMOGES)

DE L'INSPECTION DES VIANDES
DANS LES CORPS DE TROUPE

DEYSINE, Vétérinaire en 1er
AU 7e DRAGONS

DE

L'INSPECTION DES VIANDES

DANS

LES CORPS DE TROUPE

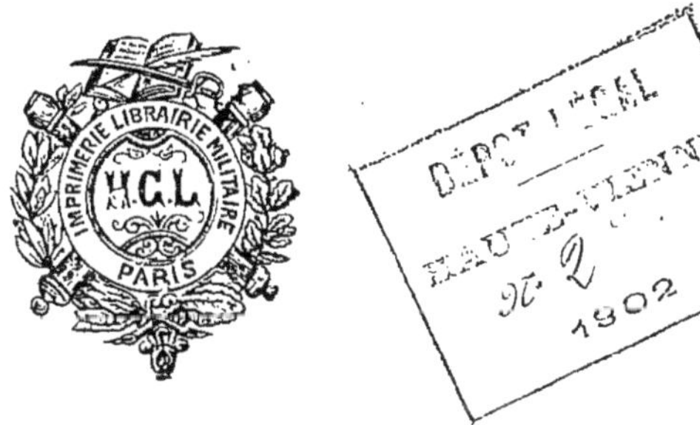

PARIS
HENRI CHARLES-LAVAUZELLE
Éditeur militaire
10, Rue Danton, Boulevard Saint-Germain, 118

(MÊME MAISON A LIMOGES)

DE

L'INSPECTION DES VIANDES

DANS

LES CORPS DE TROUPE

CONSIDÉRATIONS GÉNÉRALES

Si, de tout temps, l'alimentation du soldat a été la préoccupation constante du corps des officiers, on peut dire que jamais elle n'a éveillé plus de sollicitude que de nos jours.

L'inspection des denrées est devenue plus sévère, la surveillance des repas plus rigoureuse, la variété des mets a même été poussée à un degré excessif.

L'hygiène, basée sur les récentes découvertes scientifiques, démontrant le rôle des infiniments petits dans la genèse des maladies infectieuses, a contribué dans une large mesure à procurer au soldat un confortable jusqu'alors inespéré. C'est à elle que l'on doit ces installations somptueuses, comportant un matériel complet, ces réfectoires luxueux, dont les murs ornés de dessins ou de récits patriotiques ne peuvent que fortifier l'amour du soldat pour son régiment et ses chefs. Aussi ne doit-on que des éloges à tout le corps d'officiers qui a voulu élever ainsi la situation morale du troupier, en même temps qu'il a cherché à lui laisser la meilleure impression de son temps passé au régiment.

Mais, il faut bien le reconnaître, ces nouvelles conditions d'existence militaire ont été quelque peu imposées par le changement de la vie matérielle survenu dans l'élément civil.

Si, il y a quelque 20 ans, la viande était, pour beaucoup de jeunes soldats, un aliment choisi qu'ils ne consommaient chez eux que tous les 8 ou 15 jours, les conditions sont aujourd'hui changées, cette denrée est devenue un aliment journalier, presque indispensable et dont la consommation a augmenté dans des proportions considérables, tant dans les villes que dans les campagnes. Ce désir incessant du bien-être et de la bonne chère, cet amour de l'égalité ont porté les classes ouvrières les plus modestes à n'admettre sur leurs tables que les mêmes morceaux consommés chez le bourgeois ou le riche.

Il n'y a donc rien d'étonnant que la jeune recrue arrive au régiment avec un goût plus raffiné, des prétentions plus grandes de confortable, qu'augmente encore son appréhension sur cette catégorie de viande qu'on est convenu d'appeler « viande à soldat ». Si quelques-uns d'entre eux la connaissent par ouï-dire ou par la lecture de certains articles malheureux de journaux, beaucoup, il faut l'avouer, cultivateurs, fermiers, garçons bouchers, se rappellent avoir vu, dans leur village, acheter, à vil prix, certaines de ces bêtes étiques ou malades destinées à la « fourniture de l'armée ».

A ces considérations on doit ajouter aussi le service obligatoire pour tous, cette étroite connexité du petit et du grand, cette vie en commun de jeunes gens appartenant à des classes diverses, ayant par cela même des goûts différents, que fait naître chez beaucoup une distinction plus aiguë du bon et du mauvais.

Il était donc nécessaire que l'Etat, pour assurer à l'homme une alimentation en rapport avec ses goûts plus subtils, s'imposât la tâche ardue et délicate, avec les maigres ressources dont il dispose, d'apporter une amélioration rapide dans la vie et l'hygiène du soldat.

La création des repas variés, permettant de présenter les mêmes denrées sous des aspects différents, était le premier pas à accomplir dans cette voie.

De toutes ces substances alimentaires, la viande est certainement celle sur laquelle son attention a été tout d'abord attirée, en raison de son utilité absolue dans l'alimentation.

Les expériences de Lawes et Gilbert, celles de M. L. Grandeau en sont une démonstration évidente que viennent compléter les réflexions si justifiées de MM. de Geoffroy-Saint-Hilaire et Liébig.

« Aucun aliment ne reproduit la chair avec la même rapidité que la viande, en même temps qu'elle restaure la substance musculaire usée par le travail. — Liébig. »

Mais il ne faut point oublier que de la qualité de la viande dépend l'abondance plus ou moins grande des principes nutritifs qu'elle doit contenir, et qu'il est nécessaire, pour que le soldat en retire un réel profit, qu'elle soit fournie dans les meilleures conditions de salubrité et de qualité.

MM. les généraux Donop, de Longuemar, Lucas l'ont si bien compris que, récemment encore, ils ont appelé à nouveau l'attention des chefs de corps sur ce sujet.

Ces officiers généraux recommandent « la plus grande vigilance pour que les adjudicataires livrent toujours leurs fournitures de la qualité exigée par le règlement. On devra, dans les régiments, exercer une surveillance d'autant plus rigoureuse que les prix d'adjudication seront plus bas ».

Ces recommandations ne sont pas superflues, elles s'associent aux *desiderata* nombreux que l'Etat n'a cessé de formuler et que, malheureusement, on ne peut toujours réaliser, en raison du manque de stipulations fermes et précises inscrites dans les différents cahiers des charges.

Il est donc important de voir si l'Etat, en réunissant tous les éléments qu'il possède, ne peut arriver à perfectionner encore l'œuvre qu'il a entreprise avec tant de sacrifices et de dévouement et qu'il poursuit toujours avec tant d'activité.

Aussi ce travail a-t-il pour but non seulement d'énumérer les différents caractères d'une viande de bonne qualité, mais aussi d'étudier les moyens capables d'aplanir, dans une certaine mesure, les difficultés qui surgissent à chaque instant dans la fourniture des viandes destinées à la troupe.

Ces difficultés sont nombreuses, et, si érudits soyons-nous, nous n'atteindrons jamais l'ingéniosité de certains fournisseurs qui, chaque jour, trouvent de nouveaux moyens de nous tromper. C'est donc en profitant des leçons que nous donnent ces négociants que nous arriverons peut-être à éviter ces erreurs et à assurer au soldat, d'une façon plus certaine, l'alimentation qui lui est nécessaire.

Nous résumerons le plus simplement possible ce qu'une expérience de douze années nous a permis de constater, apportant ainsi les quelques éléments que nous croyons utiles, sinon indispensables à une bonne fourniture. Nous ne parlerons pas des caractères des viandes malades, fiévreuses, etc., qui sont très bien décrits dans le règlement. Notre but est surtout de bien démontrer la nécessité d'avoir un cahier des charges aussi complet que possible, indiquant, la qualité, la proportion de certains morceaux, le rendement, etc., donnant, en un mot, à l'officier chargé de la réception des denrées une base solide sur laquelle il pourra s'appuyer pour accepter ou refuser.

Nous diviserons notre travail en dix parties principales :

1° Historique des fournitures militaires ;
2° Règlement du 4 décembre 1894 ;
3° Améliorations à apporter ;
4° Fourniture par bêtes entières ;
5° Fourniture par quartiers ;
6° Fourniture par morceaux débités ;
7° Fourniture du veau et du mouton ;
8° Cahier des charges ;
9° Inspection des viandes ;
10° Visite du troupeau d'approvisionnement.

HISTORIQUE DES FOURNITURES MILITAIRES

Dans un remarquable travail sur les boucheries militaires, M. Raynal, vétérinaire militaire, a fait l'histoire des différents modes de fournitures depuis le premier Empire jusqu'à nos jours.

Nous donnerons un rapide aperçu de cet historique, précieux en enseignements de toutes sortes.

L'auteur, après avoir dit quelques mots des fournisseurs généraux dont il signale les abus scandaleux, en arrive à la période où les compagnies étaient autorisées à acheter chacune chez le boucher qui leur faisait les offres les plus avantageuses. On sait trop les tristes résultats donnés par cette méthode pour qu'il soit besoin d'y insister.

Le 14 décembre 1861 on élabora un nouveau règlement, début du fonctionnement de la commission des ordinaires. Le fournisseur s'engageait à présenter des bêtes entières, mais il ne livrait que les quartiers de devant. Pour compléter la pesée, le boucher avait le droit de fournir : du cœur, du foie, de la rate et même du poumon, ce qu'il ne manquait pas de faire chaque fois qu'il le pouvait.

Ce mode de fourniture ne donnant que des résultats médiocres, l'administration eut l'idée d'adopter la méthode de l'entreprise à la ration. Le cahier des charges portait que la viande devait provenir exclusivement d'animaux bien conformés, parfaitement sains et dans la force de l'âge. Les corps ne recevaient donc que des bêtes entières. Il y eut des abus, et c'est ainsi qu'un fournisseur de Paris, au lieu de se rendre directement à la caserne en sortant de l'abattoir, passait par les halles et échangeait des quartiers de bœufs contre des quartiers de vaches étiques.

On abandonna ce système, d'abord parce qu'il donnait lieu à des fraudes, et ensuite parce que ce seul adjudicataire accaparait toute la fourniture. Les bouchers ne pouvant plus écouler leurs bas morceaux se formèrent en syndicat et aboutirent à faire élaborer un nouveau règlement qui parut le 7 novembre 1879.

Cette circulaire ministérielle faisait de nouveau acheter la viande par des commissions des ordinaires au moyen de l'indemnité représentative de viande. Les corps étaient libres de débattre directement le prix avec le boucher ou de passer des marchés.

C'est alors qu'on eut à lutter contre le syndicat et que le prix de la viande augmenta dans des proportions très notables.

Pour remédier à cet état de choses, on a créé dans certaines garnisons des boucheries militaires, dont les résultats sont excellents, mais qu'on ne peut installer dans toutes les résidences de troupes.

Si on étudie de près ces différentes réglementations, on voit :

1° Que ni la qualité de la viande, ni son rendement n'ont été spécifiés d'une façon très précise ;

2° Qu'on a toléré la distribution de parties peu nutritives, susceptibles de s'altérer rapidement (foie, rate et poumon) ;

3° Qu'on n'a pas indiqué les parties à prendre ni celles à éliminer ;

4° Que le contrôle de la viande n'était fait que d'une manière très imparfaite.

Tels sont les points principaux qui paraissent ressortir de l'examen attentif de ces divers règlements.

Pouvons-nous, dans l'état actuel de nos connaissances sur les viandes de boucherie, remédier quelque peu à ces inconvénients ?

Sans vouloir prétendre à une infaillibilité complète, nous pouvons, croyons-nous, répondre par l'affirmative.

Pour cela, nous nous inspirerons des données récentes, inscrites dans le règlement du 4 décembre 1894.

DE L'INSPECTION DES VIANDES D'APRÈS LE RÈGLEMENT DU 4 DÉCEMBRE 1894.

Profitant des nombreuses erreurs commises depuis 1861, ce règlement a été conçu d'une façon sérieuse et a placé entre les mains des chefs de corps une arme puissante qui les défend, dans une certaine mesure, contre les tentatives frauduleuses des fournisseurs :

1° Il a indiqué le rendement minimum ;

2° Il a parfaitement spécifié certaines parties ne devant pas entrer dans les distributions ;

3° Il a établi des données complètes sur les viandes saines et malades.

Avec la clarté et le caractère précis de ces indications on pouvait espérer qu'il serait facile d'obtenir une bonne qualité de fourniture, et nous reconnaissons qu'il y a eu à cet égard de réels progrès accomplis. Cependant on constate encore quelquefois des livraisons de viandes médiocres sinon mauvaises dont on ne peut plus rendre les corps responsables, en raison du manque de certaines clauses spéciales, en particulier la spécification de la qualité.

Si la qualité d'une viande est chose fort difficile à juger sur des bêtes entières, *a fortiori* lorsqu'il s'agit de l'examen de quartiers ou de morceaux débités.

« On sait en effet qu'il n'est pas toujours facile d'assurer une ligne de démarcation tranchée entre les différentes nuances et de dire où la première qualité commence et où elle finit. » (Villain.)

Cependant il est des usages en boucherie, qui, s'ils n'ont pas une valeur mathématique peuvent néanmoins servir de guide parce qu'ils sont la déduction d'une expérience de longue durée.

De tout temps, les animaux de boucherie ont été classés en 1re, 2e et 3e qualité qui, suivant l'état plus ou moins avancé d'engraissement, sont caractérisées par l'existence en des endroits bien déterminés de masses graisseuses dont le volume est variable suivant cette qualité même et suivant la région. Ces points de repère sont précis et leur existence dans des conditions presque toujours semblables a permis de leur attribuer une réelle valeur.

M. Villain, dans son ouvrage sur les viandes de boucherie, dit que « c'est à la quantité de graisse ferme qu'on est à même de bien juger si l'animal est de bonne ou mauvaise qualité ».

Si cette quantité est variable suivant les races, l'âge et le mode d'engraissement, il n'en reste pas moins établi que l'examen de la proportion de graisse est plus à la portée de chacun que celui du grain de viande, de sa couleur ou de son jus. Il est bien évident, par exemple, que le persillé et le marbré ont une réelle valeur au point de vue de la détermination de la qualité, mais les morceaux sur lesquels existent ces signes font généralement défaut dans les distributions. D'où la nécessité absolue d'indiquer les caractères auxquels on pourra reconnaître la qualité de chaque portion de l'animal.

Cependant, chacune de ces parties ayant elle-même une valeur nutritive dépendant de la quantité de muscle, d'os ou de graisse, on en arrive fatalement à rechercher dans une distribution une proportion plus ou moins grande de ceux-ci ou de ceux-là.

Le règlement laisse soupçonner ce *desideratum* en disant :

« En cas de livraison par quartiers entiers, et si l'importance de la distribution le permet, le nombre des quartiers de derrière doit être le même, par distribution, que celui des quartiers de devant. »

Il ressort donc de ces quelques considérations générales sur le règlement de 1894 qu'il serait peut-être utile de combler certaines lacunes en indiquant d'une façon plus nette les parties qui doivent entrer dans la fourniture, en spécifiant bien la qualité et les moyens de pouvoir l'apprécier sur tous les morceaux.

Tel est le but que nous nous proposons dans les chapitres qui vont suivre.

Il est bien évident que toutes les modifications que nous proposerons dans le cours de notre travail ne doivent pas exclure les clauses contenues dans le règlement.

Ainsi la suppression de la tête, la section des jambes à 10 centimètres au-dessus du milieu des articulations continueront à figurer sur le cahier des charges.

AMÉLIORATIONS A APPORTER DANS LES DIFFÉRENTS MODES DE FOURNITURES.

Fourniture par bêtes entières.

Nous ne nous étendrons que très peu sur l'examen du mode de fourniture par bêtes entières, bien que ce soit le seul offrant les meilleures garanties de salubrité et de qualité et le seul aussi contre lequel les bouchers ont toujours lutté. D'ailleurs ce sera toujours un vétérinaire qui examinera les animaux vivants et abattus, et nous sommes convaincu qu'il s'acquittera de ses fonctions avec toute la conscience que lui imposent ses connaissances à ce sujet. Cependant nous sommes obligé d'avouer que ce mode de fourniture est loin de donner ce qu'on est en droit d'en attendre. Voici, à ce sujet, ce que pensent les membres de la chambre syndicale de la boucherie de Paris :

« Dans le cas d'adjudication par bêtes entières, le fournisseur est obligé d'acheter spécialement la viande qu'il livrera à la troupe. Quand il a établi son prix de vente il a essayé de prévoir les cours probables des bestiaux pendant que durera sa fourniture, et, pour se garantir autant que possible, il se laisse une certaine marge de manière à ce qu'une hausse imprévue des cours du bétail ne vienne pas lui rendre le marché trop onéreux : voilà pour le prix.

« En ce qui concerne la livraison il est facile de penser que ce fournisseur, en achetant son bétail ou sa viande destinée à la troupe, recherche surtout le bas prix et cela, trop souvent au détriment de la qualité. Ajoutons que la fourniture d'un régiment ou d'une fraction importante exige une mise de fonds considérable et peut présenter des aléas tels que peu de bouchers sérieux ayant une maison de détail se soucient de conclure des marchés qui présentent pour eux le caractère d'une spéculation. »

Si nous ne devons pas nous exagérer le caractère de ces réflexions, il est impossible de ne pas croire à un fonds de vérité, puisque les bouchers sont plus à même que nous d'étudier ce genre de commerce. Le syndicat veut éloigner ces fournisseurs des adjudications puisqu'il n'hésite pas à dire dans un rapport adressé au Ministre de la guerre : « L'adoption du mode de fourniture par morceaux débités aurait pour résultat d'éloigner ces industriels qui n'ont de boucher que le nom et se font une spécialité de ramasser, sur les marchés, des bestiaux dont personne ne veut, ou bien achètent de la viande inférieure provenant d'animaux malades et qui aurait pu être saisie comme on a pu le constater dans des cas où des condamnations ont été prononcées par des tribunaux. » Mais si le syndicat dévoile bien les fraudes commises par ceux qu'il considère comme ses adversaires, il prend bien la précaution de ne pas indiquer le remède à y apporter. Pourquoi cette réserve de la part d'une association qui veut être utile à l'Etat et désire le bien-être du soldat? Parce que ce remède est aussi celui qui serait nécessaire au mode de fourniture qu'elle propose. Ce remède c'est la spécification de la qualité, chose indispensable quelle que soit l'espèce de livraison. Or. si l'on indique la qualité pour les bêtes entières il n'y a pas de raison pour ne la point exiger dans la fourniture par morceaux débités.

C'est ce que le syndicat a craint ; aussi s'est-il appesanti seulement sur la *viande inférieure* mais le mot qualité n'y figure pas.

Voyons donc ce que dit le règlement à propos des caractères que doivent présenter les animaux sur pied : « La viande doit provenir d'animaux d'origine française, bien conformés, parfaitement sains, abattus, sauf le veau, dans l'âge adulte, bien en chair et convenablement gras. »

Puis il donne sur l'examen de l'animal sacrifié en bonne santé d'excellentes indications générales, dont quelques-unes, la qualité par exemple, ne paraissent pas suffisamment caractérisées.

« On sait pourtant, ainsi que le dit M. Raynal, dont la compétence en cette matière est très justifiée, que, quand il s'agit de la qualité de la viande, il y a des nuances infinies et indéfinies dans ce qu'on appelle la viande de bonne qualité. »

« Il faut savoir, en outre, que pour les fournisseurs, une bête est de bonne qualité du moment où elle a de la moelle ; or, il y a des bêtes maigres qui ont de la moelle. »

M. Pautet, dans son *Précis de l'inspection des viandes*, 1892, dit : « Il nous reste à déterminer ce qu'il faut entendre par l'expression de viande de bonne qualité contenue dans les cahiers des charges.

« On peut soutenir qu'une viande inférieure, mais saine, est, en définitive de bonne qualité ; les bouchers fournisseurs de l'armée sont malheureusement trop souvent de cet avis.

« Il est donc nécessaire d'indiquer plus clairement la qualité, bien que l'on ne sache pas au juste où finit la première, où commence la deuxième et où celle-ci finit. »

Tous les auteurs qui se sont occupés de l'inspection des viandes sont parfaitement d'accord sur ce point : à savoir que, bien que la détermination de la qualité d'un animal sur pied ou débité ne soit pas chose précise et facile, il est nécessaire, néanmoins, de l'indiquer pour que l'inspecteur possède des points de repère.

On voit immédiatement les difficultés et les discussions nombreuses auxquelles le vétérinaire viendra se heurter si cette qualité n'est pas imposée.

Il est donc indispensable que l'inspecteur possède par devers lui des stipulations très nettes au moyen desquelles il agira en toute connaissance de cause.

La spécification de la qualité semble donc être une des adjonctions indispensable à introduire dans le cahier des charges, et entre autres, celle *du rognon couvert* pour l'animal abattu.

On sait qu'au point de vue de la qualité de la viande, les animaux faits, qui ont été bien engraissés, possèdent généralement beaucoup plus de graisse intérieure, la graisse extérieure étant plutôt un indice d'engraissement précipité. Ce fait se remarque très bien sur des bœufs de travail ou sur des vaches laitières un peu usées qui ont été mis à l'engraissement.

Examinées sur pied, ces bêtes ont à peu près les apparences d'une bonne santé; elles présentent des maniements assez fermes et développés, qui, pour un œil peu exercé, les font prendre pour de bonnes bêtes de boucherie. Mais souvent ces indices sont trompeurs, et, on est étonné de voir, à l'ouverture de l'animal, un rognon peu couvert, à graisse un peu jaune, quelquefois semé de légères traînées roses ou rouges; il y a peu de grappé, c'est-à-dire peu de graisse sur les plèvres costales. Les espaces intervertébraux sont eux-mêmes garnis d'une graisse jaunâtre peu abondante et sans consistance.

On ne peut affirmer que ces sujets soient maigres, pas plus qu'il n'est permis de les classer dans une bonne qualité. En tout cas leur viande ne contient pas le degré nutritif voulu.

Au contraire, sur des animaux de deuxième qualité bien engraissés, le rognon est toujours couvert; il est enveloppé par une couche plus ou moins épaisse de graisse ferme.

Donc, à notre avis, la spécification du rognon couvert s'impose dans tout cahier des charges pour la fourniture d'animaux entiers.

On ne pourra trouver cette indication trop sévère, ni même excessive, car il faut avoir été aux prises avec les difficultés nombreuses qui surgissent à chaque instant dans l'examen des viandes destinées à la troupe pour s'assurer que la sévérité, même exagérée, n'arrive pas à déjouer la ruse de certains fournisseurs. S'il est évident qu'en matière de boucherie il ne puisse y avoir de principe absolu sur la qualité, il est cependant nécessaire d'établir des bases précises pour posséder un motif de refus.

Il est certain que la règle du *rognon couvert* n'est pas invariable et si, à l'examen d'une bête, on voit un rognon couvert incomplètement, ce qui arrive quelquefois, mais qu'à côté on constate une assez bonne épaisseur de graisse de couverture, un grappé bien fourni, il n'y a pas lieu à refus. Mais ces cas sont rares et ne s'observent que sur des jeunes sujets.

Cette spécification du rognon couvert s'impose encore parce qu'il faut compter avec le fournisseur qui, très expérimenté en cette matière, cherche à vous habituer aux différents degrés d'engraissement et arrive, si on le laisse faire, à vous fournir des bêtes de 3ᵉ qualité. Nous avons vu ce fait à Héricourt, où pendant 4 ans nous avons procédé à l'inspection des animaux fournis à la troupe, et à Orléans, où nous avons été chargé trois fois de la réception du bétail destiné à des expériences sur un procédé spécial de conservation de viandes à distribuer aux régiments en manœuvres. C'est ainsi que dès le début de la fourniture on nous a présenté d'emblée des bêtes de 2ᵉ qualité inférieure, en moyen état d'engraissement, de façon que notre œil et notre jugement ne puissent se baser sur aucune donnée bien nette. Nous possédions fort heureusement pour nous des connaissances assez sérieuses que nous avions acquises à Besançon, grâce à l'obligeance de notre savant collègue le docteur Mandereau, inspecteur des abattoirs de cette ville. Aussi avons-nous coupé court dès le début à ce genre de fourniture en refusant des animaux qui d'après des maniements ne nous présentaient pas toutes les garanties désirables.

Nous n'insisterons donc pas davantage sur les raisons qui nous engagent à adopter cette manière de voir. Nous sommes convaincu que, avec ces données, tout vétérinaire, même n'ayant pas approfondi la question, pourra agir utilement et contribuer à ce que la viande soit de bonne qualité.

Voici, à notre sens, les dispositions qu'il conviendrait d'introduire dans le cahier des charges de ce mode de fourniture.

La viande à fournir sera de 2ᵉ qualité.

Examen de l'animal sur pied.

Age. — Les bœufs et les vaches ne devront pas avoir moins de 4 ans ni plus de 10 ans.

Le taureau moins de 2 ans ni plus de 3.

MANIEMENTS. — Les *abords* devront être bien développés et fermes.

La *côte* sera ferme, donnant la sensation d'une matière souple, un peu épaisse. Si l'on saisit la peau des deux dernières côtes au niveau de la courbure dorsale, on trouve, sur les animaux de 2ᵉ qualité, une certaine épaisseur de graisse, qui se traduit au toucher par la sensation d'une peau assez épaisse, non adhérente et souple.

Ces deux maniements sont les indices de graisse extérieure.

La *brague* chez le mâle, le *cordon* chez la femelle seront fermes, remplissant la main.

L'œillet, ou hampe, ou maniement du grasset, sera bien garni, tendant le bas du flanc et donnant une bonne sensation de pesanteur à la main qui le soulève.

Chez les bœufs de 2e qualité ce maniement est assez lourd et épais. La graisse s'étend sur une longueur de 0m,20 à 0m,30 d'avant en arrière et sur une hauteur de 0m,10 à 0m,15 se dirigeant vers le milieu du flanc ; son épaisseur peut être évaluée vers sa partie médiane à 3 ou 4 centimètres.

L'œillet indique au plus haut degré la graisse intérieure car c'est lui qui se développe un des derniers.

Le travers ou *aloyau* est constitué par les apophyses transverses des vertèbres lombaires ; il a pour base anatomique en dessus l'ilio-spinal ou faux filet, en dessus les psoas, les rognons et le suif.

Sur les animaux maigres cette partie est facilement saisissable, mince dure, on ne sent, en un mot, que la charpente osseuse ; sur les sujets gras, au contraire, l'aloyau est épais, résistant, le flanc rebondit et on y introduit difficilement le pouce pour saisir la région.

Examen de l'animal abattu.

La bête étant séparée en deux parties, les rognons seront couverts complètement par une graisse blanche, légèrement rosée ou jaune (il y a des races qui ont la graisse jaune).

Le *plat des cuisses* devra être fourni d'une bonne couche de graisse ondulée et un peu frisée.

Le *grappé* (qui n'existe qu'en petite quantité sur les bêtes de 3e qualité) sera bien développé, pendant en grappes le long des plèvres costales.

La graisse de couverture sera ferme, blanc rosé ou jaune et ayant environ 1/2 centimètre à 1 centimètre d'épaisseur à l'endroit du maniement de la côte. Elle s'étendra avec quelques interruptions quelquefois sur la croupe, les reins, le dos, les côtes.

Avant de terminer ce paragraphe nous poserons la question suivante :

Pourquoi le règlement a-t-il désiré que les bêtes destinées à la troupe soient examinées sur pied ?

Y a-t-il un intérêt capital à ce qu'il en soit ainsi ?

Non, car tout animal accepté sur pied ne peut être refusé une fois abattu que s'il possède une affection qui rende sa viande impropre à l'alimentation. Quant à la qualité, l'inspecteur a dû la juger avant l'abat et il n'a plus le droit de s'en inquiéter si la bête ne réunit pas les conditions exigées par le cahier des charges, en supposant que celui-ci renferme des clauses concernant la qualité.

Or, chacun sait qu'il est très difficile de pouvoir apprécier la qualité d'une bête sur pied et que, à moins d'en faire son métier ou de s'en occuper journellement, on ne peut que risquer de grosses erreurs. Le fournisseur est souvent plus apte que nous dans ce genre d'exercice.

Aussi est-on en droit de se demander s'il ne serait pas préférable de laisser à sa charge cette partie concernant la fourniture. On nous objectera, peut-être, qu'en exigeant la visite des animaux sur pied, on est sûr que ceux-ci n'ont point d'affections aiguës, coliques, météorisme, fièvre aphteuse, etc. Mais la visite de l'animal abattu renseignera d'une façon plus complète, et l'examen approfondi de tous les viscères permettra de se rendre plus exactement compte de la maladie s'il y en avait une du vivant du sujet.

D'autre part, exiger l'examen des animaux sur pied, c'est supprimer à certains régiments d'infanterie, qui par conséquent ne possèdent pas de vétérinaires et sont seuls dans une garnison, la faculté de pouvoir s'approvisionner en bêtes entières. Sans vouloir diminuer la valeur des connaissances des médecins sur ce point nous ne pensons pas que leurs aptitudes soient très développées en matière d'appréciation d'animaux vivants. Les vétérinaires, mieux préparés à cet exercice, sont quelquefois embarrassés.

Donc, à notre avis, il est inutile de visiter les animaux sur pied.

Fourniture par quartiers.

Ce système paraît bon et, bien qu'offrant moins de sécurité que le premier, il présente néanmoins des avantages. Il permet encore d'apprécier la qualité de la viande parce que les morceaux sont suffisamment volumineux.

D'autre part, s'il existe un abattoir inspecté par un vétérinaire, ces quartiers doivent porter le cachet qui indique que la bête est saine et propre à la consommation.

Nous ouvrirons ici une parenthèse pour dénoncer une erreur qui se commet assez souvent dans certains régiments. On considère fréquemment comme de bonne qualité toute viande qui porte le cachet du vétérinaire de l'abattoir ; or, en apposant son cachet sur une viande, le vétérinaire certifie que celle-ci est saine, mais il n'en indique pas la qualité ni la valeur nutritive, et c'est au public qui veut la consommer à se rendre compte lui-même de la qualité. Or, l'armée n'a pas à entrer dans ces considérations ; elle doit consommer de la viande saine provenant d'animaux en bon état de chair, convenablement gras et d'une qualité déterminée.

Comment se rendre compte de l'état d'engraissement de l'animal puisque seuls les quartiers sont présentés à l'examen.

On comprend aisément que, plus que tout à l'heure, nous allons nous heurter à ces variations nombreuses qui fournissent à l'adjudicataire l'occasion de pouvoir nous leurrer plus facilement.

Quelles sont donc les indications qui permettent de caractériser la bonne qualité de ces quartiers?

Nous voyons d'abord que, dans le marché passé pour ce mode de fourniture, l'adjudicataire se réserve le droit de prélever, avant toute distribution, le filet, les aloyaux, la langue et les rognons.

Voilà des signes essentiels qui échappent à l'examen. Il ne nous restera donc, que le collier, la poitrine et les membres. Comme ces parties ne peuvent être fournies que séparément, puisqu'on a supprimé les aloyaux et les rognons, il est possible (cela arrive assez souvent) qu'elles n'appartiennent pas au même animal et que, par suite, elles n'aient point la même qualité. Tous ces morceaux pourront provenir d'une bête saine mais d'une valeur nutritive différente et d'un rendement également variable. On voit donc qu'ici encore la spécification de la qualité s'impose, aussi allons-nous examiner les caractères de chacune de ces parties au point de vue de la qualité.

Examen d'un quartier de derrière.

Ce quartier comprend la *culotte* (croupe), le *globe* (cuisse), la *jambe*.

Fourni en entier, ce quartier présente sur des bêtes de 2e qualité une assez forte proportion de graisse dans l'intérieur du bassin ; les muscles sont épais et affleurent la partie vertébrale de la croupe. En pressant cette surface charnue l'on ne perçoit point la partie osseuse qui forme le plafond du bassin.

A la face interne de la cuisse, presque au niveau de la rotule, à 10 ou 15 centimètres de la séparation du plancher du bassin (casis), existe un amas assez considérable de graisse qui, sur des animaux de 2e qualité et quand la viande est bien refroidie, a une épaisseur de 1 à 2 travers de doigt et une largeur de 15 à 20 centimètres. Chez les bêtes de 3e qualité cette graisse n'est point boursouflée, elle forme une couche mince, aplatie, de couleur variable, rarement blanche.

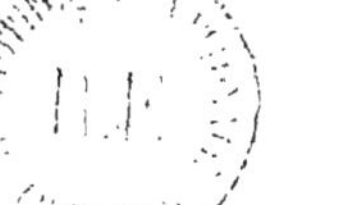

Examen d'un quartier de devant.

L'*épaule* doit être fixée au train de côte. Il y a sous elle et se prolongeant en arrière une accumulation de graisse qui, au niveau de l'articulation scapulo-humérale et adhérent à la face interne de l'épaule, forme une nappe assez épaisse.

La partie externe de l'épaule est recouverte par une aponévrose sous laquelle existe, à l'angle supérieur et en haut, une portion de graisse qui, dans les maniements, s'appelle le *cœur*.

Les espaces intercostaux et intervertébraux ont une graisse qui déborde légèrement les vertèbres au niveau de leur intersection.

Le *grappé* est épais, aggloméré en petites bosselures qui s'étalent le long de la base du gros bout de la poitrine.

Le *collier* nous offre aussi des caractères particuliers en dehors de l'épaisseur des muscles : c'est la veine grasse, c'est-à-dire cet amas de graisse situé à la partie inférieure du cou, remontant le long des jugulaires.

Cette graisse est assez abondante et fait toujours défaut sur les bêtes de 3e qualité.

Sur les animaux très gras elle a quelquefois 3 à 4 centimètres d'épaisseur.

Voici donc d'après ces données, les adjonctions à introduire dans le cahier des charges :

1° La viande sera de 2e qualité ;

2° Elle ne devra pas être soufflée ;

3° Les quartiers porteront le cachet de l'abattoir ;

4° Dans le quartier de derrière, le bassin contiendra une bonne quantité de graisse, les muscles de la croupe seront épais ;

5° A la face interne de la cuisse il devra exister une certaine quantité de graisse dont l'épaisseur ne sera pas inférieure à 1 centimètre et la largeur à 10 centimètres ;

6° L'épaule sera attenante au train de côte et au collier, la graisse sera abondante sous l'épaule et dans les espaces intercostaux et intervertébraux ;

7° Le grappé sera toujours attenant au quartier ;

8° Le collier sera toujours pourvu de sa veine grasse ;

9° Les quartiers devront provenir de bêtes n'ayant pas moins de 12 heures d'abat et plus de 48 heures.

Ces indications peuvent paraître d'une exigence trop grande, mais elles forment une base qui, si elle ne doit pas être absolue, permet de pouvoir agir en connaissance de cause.

Fourniture par morceaux débités.

Ainsi que nous l'avons dit précédemment, ce système est celui qui offre le moins de sécurité et qui, cependant, est le plus fréquemment employé. Si la probité était de règle dans toutes les fournitures, ce mode de livraison ne souffrirait aucun inconvénient. Mais, en matière commerciale, il est difficile de ne pas avoir la conscience un peu élastique et l'appât du gain prime quelquefois les sentiments d'intégrité. Dans la fourniture par morceaux débités, on assiste au mélange de denrées de bonne qualité avec la médiocre ou la mauvaise : c'est quelquefois de la viande malade, habilement dissimulée et coupée de telle sorte qu'elle peut passer inaperçue. Les bouchers emploient, en effet, des artifices de découpage tellement adroits que souvent l'œil le mieux exercé se méprend facilement sur la valeur des morceaux et ce n'est que par le rendement que l'on arrive à constater la fraude.

En raison donc de l'emploi plus fréquent de ce système de gestion et des difficultés qu'il présente, nous nous y étendrons davantage et chercherons à réunir tous les éléments qui permettront d'arriver à dissiper le plus possible les tentatives de fraude ou autres choses du même genre. Pour ce faire, nous croyons qu'il faut ici, comme en beaucoup de cas, partir d'un principe bien établi.

M. le chef d'escadron Renaud, commandant le 5ᵉ escadron du train des équipages militaires, disait un jour, dans une réunion d'officiers de son corps « que le plus sûr moyen d'avoir des denrées de bonne qualité était de passer des marchés sur échantillon ».

Ce procédé nous paraît être la véritable base de toute adjudication. Il est, en effet, le seul qui puisse permettre en tout temps d'accepter ou de refuser des denrées, l'échantillon étant le terme de comparaison entre la matière fournie et celle proposée. Or, s'il est facile de conserver des échantillons de sucre, café, etc., il semble moins aisé d'en faire autant pour la viande. Au premier abord, l'application de ce système paraît impossible et irréalisable ; et, comme on ne peut avoir par devers soi un terme de comparaison, il est nécessaire de bien spécifier ce que l'on désire.

Pour nous, l'échantillon de la viande réside :

1° Dans la spécification de la qualité ;

2° Dans l'énumération détaillée et la proportion des morceaux qui doivent entrer dans une distribution et de ceux qu'on ne veut pas y voir figurer ;

3° Dans la désignation du poids approximatif des parties, leur délimitation, la proportion d'os, le rendement, la présence du cachet de l'abattoir.

Avec des indications aussi précises et aussi nombreuses, on peut restreindre de beaucoup les moyens de fraude des fournisseurs.

Ces clauses n'ont rien d'exagéré, car, lorsqu'il s'agit de la nourriture des hommes dont on a la garde et la responsabilité, on ne saurait pécher pas excès de précaution. Il est donc indispensable que les corps s'arment contre le fournisseur par tous les moyens qu'ils ont en leur pouvoir. Si on nous objecte, par exemple, qu'il est difficile d'exiger le cachet de l'abattoir sur tous les morceaux fournis, nous répondrons qu'il est pourtant rationnel que les régiments, ne pouvant contrôler eux-mêmes l'état sanitaire des animaux abattus, aient le droit d'exiger que ces renseignements leur soient donnés.

D'ailleurs, le boucher a besoin de la troupe pour écouler ce qu'il appelle sa « basse », et il ne négligerait pas de faire estampiller tous ses morceaux, s'il n'était obligé quelquefois, pour des raisons diverses, de se débarrasser des parties qui n'ont pas été contrôlées.

Cette nécessité de la fourniture de la troupe pour le boucher est tellement évidente, qu'au moment des grandes manœuvres ou des écoles à feu certains fournisseurs n'hésitent pas à faire quelques sacrifices et s'engagent même à alimenter ces corps dans les différents endroits où ils se trouvent. Lors du règlement de 1873, les bouchers ne se sont-ils pas syndiqués parce que ce mode d'un seul adjudicataire ne leur permettait plus d'écouler leurs bas morceaux? Aujourd'hui, les choses n'ont guère changé et le syndicat des bouchers de Paris s'émeut de la propension trop grande que prend la fourniture par bêtes entières ou en quartiers. Nous croyons savoir même qu'il a adressé au service de l'intendance du gouvernement de Paris un rapport détaillé dans lequel il cherche à démontrer l'avantage qu'ont les corps à se fournir en morceaux débités. Le syndic fait même des concessions très grandes et très rationnelles, puisqu'il indique la nature et la proportion des morceaux à exiger.

Nous n'avons pas à examiner le but qu'il poursuit en agissant ainsi, nous voulons simplement retenir ceci.

Pour que les bouchers de Paris fassent de semblables démarches auprès de l'autorité militaire, il faut que l'armée leur soit nécessaire afin d'écouler ce qu'ils ne peuvent vendre au public. Dans ces conditions, les corps ont le droit de se montrer exigeants.

Ces principes établis, voyons ce qu'on entend par bas morceaux en terme de boucherie.

On sait, en effet, que les viandes de boucherie ont été classées en catégories suivant la tendreté et le goût des morceaux.

La 1re catégorie comprend les muscles des régions fessières, ischio-tibiales, sus ou sous-lombaires (culotte, tranche grasse, tende de tranche, gîte à la noix, aloyaux, filet).

La 2e catégorie est composée des muscles de l'épaule et de la région costale, c'est-à-dire le paleron, le talon du collier, le train de côte, la bavette.

Enfin la 3e catégorie comporte les muscles du cou et de la tête, les muscles abdominaux, la partie inférieure des membres (collier, poitrine, surlonge, gîtes de devant et de derrière). « Ces régions, sauf le collier, formées en partie par des plans aponévrotiques ou des extrémités tendineuses, constituent 40 p. 100 du poids net (Bouley et Nocard, cités par Villain) ».

On voit que si on n'admettait comme bas morceaux que ceux provenant de la 3e catégorie, on ne donnerait au soldat que des parties d'une valeur nutritive médiocre et dont le rendement serait inférieur à la moyenne. Il est donc nécessaire pour la fourniture d'y faire entrer certaines portions de la 2e catégorie et de ne point se contenter d'écrire sur le cahier des charges ainsi que nous l'avons vu bien souvent « bas morceaux de viande de boucherie ».

Pour le boucher, en effet, bas morceaux signifient ceux qui ne peuvent être écoulés dans sa clientèle. Si son débit n'a pas été grand, on trouvera dans la distribution des morceaux de cuisse, d'aloyau même à côté de la paillasse et de la bavette. Dans le cas contraire, la troupe ne consommera que la 3e catégorie dans ce qu'elle contient de plus tendineux, osseux et aponévrotique.

La nécessité s'impose donc de bien indiquer les morceaux qui doivent faire partie de la distribution et d'en déterminer le poids.

Disons tout d'abord un mot du rendement que le règlement a fixé à 46 p. 100 au minimum.

Or, il résulte des études faites à ce sujet par M. Villain, que le rendement d'un bœuf en chair est de 50 à 55.

Demi-gras, 55 à 60.

Gras, 60 à 65.

Fin gras, 65 à 70.

M. le vétérinaire principal Rousseau, dans un très beau travail publié en 1881 dans le *Recueil des mémoires et observations sur l'hygiène et la médecine vétérinaires*, dit :

« Dans des expériences que nous avons faites nous-même, alors que la viande remplissait bien juste les conditions du cahier des charges, nous avons obtenu, dans une période de 15 jours, un rendement de 53 p. 100 de bouilli et 15 p. 100 d'os. »

« Ce minimum de 46 p. 100 ne pourrait être obtenu qu'avec des vaches épuisées. »

D'après nos expériences, nous pouvons affirmer que, toutes

les fois qu'on nous a fourni en viande de 2e qualité, le rendement était supérieur à 50 p. 100.

Il nous paraît donc nécessaire d'élever le taux du rendement et de le porter à 50 p. 100.

Examinons maintenant les différentes parties qui, à notre avis et ainsi que cela se pratique à notre corps, doivent entrer dans la distribution.

Epaule. — En terme de boucherie, l'épaule est formée par l'omoplate et l'humérus.

Le premier est un os plat, rectangulaire, possédant presque vers son bord antérieur une arête assez prononcée qui va en s'atténuant de l'articulation au sommet. L'extrémité opposée à l'articulation est constituée par du cartilage. De chaque côté de cette arête se trouvent des muscles, plus ou moins épais, enveloppés par une aponévrose recouverte de graisse, sur les animaux de première qualité. En arrière et en haut existe un amas de graisse qui fait défaut sur les bêtes de troisième qualité.

A la face interne de l'épaule, au milieu de l'articulation scapulo-humérale, existe une nappe de graisse assez étendue et épaisse.

Les muscles du bras doivent être très développés, la moelle ferme et rosée.

Fraudes. — L'épaule n'est généralement pas fournie entière. Les bouchers ont des artifices de découpage très adroits qui permettent de laisser croire, soit qu'ils vous la délivrent presque entièrement, soit qu'il en existe une bonne partie. Le mode de découpage le plus répandu est le suivant :

Le boucher coupe son épaule près de l'articulation et en fait de même au bras, puis il sectionne un des muscles du cou au niveau de la veine grasse, de telle sorte que l'œil est frappé par les apparences d'un morceau réellement charnu, mais qui, en réalité, n'est composé que d'os ; son rendement est de 35 p. 100.

Souvent des bouchers fournissent de la bajoue pour de l'épaule. La fraude est d'autant plus facile que le poids des morceaux n'est pas spécifié. L'absence de l'arête osseuse permet de reconnaître que ce n'est pas de l'épaule. D'autre part, dans le découpage, l'omoplate est toujours sciée ; le maxillaire est constamment fendu.

Valeur de l'épaule. — L'épaule est un morceau très charnu et qui donne un très bon rendement.

L'avant-bras fait suite à l'épaule et s'étend du coude au genou, sa base osseuse est formée par le cubitus, c'est la partie qu'on nomme jambe, composée de muscles un peu tendineux et ne donnant pas un excellent rendement. Les muscles doivent être très développés, la moelle rosée et ferme.

Collier. — Il a pour base osseuse en son milieu les vertèbres cervicales ; sa forme est celle d'une pyramide tronquée. Les muscles doivent être épais et fermes; sur le taureau, ils semblent dessiner une bosse vers le bord supérieur et ont une teinte bleuâtre caractéristique.

Si le collier est fourni en entier, on trouve, le long du trajet des jugulaires, un amas graisseux qui est la veine grasse, dont la proportion peut guider sur la qualité de la bête.

Fraudes. — Quand l'animal a été abattu malade, on saigne *post-mortem* et on ne fournit point le collier en entier, car l'endroit de la saignée pourrait donner quelques indications. Le boucher sacrifie la partie de la saignée et présente des morceaux composés de la bajoue, des muscles du cou et un peu de surlonge.

La présence du cachet de l'abattoir indique l'état de salubrité de la viande.

Souvent le boucher fend le collier, suivant une coupe oblique d'avant en arrière et de bas en haut, de façon à laisser les vertèbres recouvertes d'une petite épaisseur de chair. Ce morceau ainsi découpé rend 35 p. 100.

Le collier est un morceau qui, s'il donne un très bon rendement (50 p. 100 sur les bêtes de 1re et de 2e qualité), doit être surveillé de très près, car il s'altère rapidement, surtout au niveau de la saignée.

Train de côte. — C'est la portion située sous l'épaule. Elle comprend les côtes découvertes et se trouve limitée en haut par les vertèbres du garrot.

Ici on peut apprécier la qualité par la graisse qui déborde les espaces intervertébraux sur les animaux de 2e qualité. A l'endroit de l'épaule existe encore une certaine quantité de graisse.

La chair qui forme la noix de côte est toujours semée de quelques taches graisseuses, qui, suivant la quantité, lui ont valu le nom de chair persillée ou marbrée, mais le marbré existe seul dans les viandes de 2e qualité.

Fraude. — La fraude la plus généralement répandue consiste à enlever le plus de viande possible sur les côtes et de laisser beaucoup d'os.

Surlonge. — Elle se trouve en avant du garrot et comprend, le plus souvent, la base du collier, les premières vertèbres dorsales et un peu de gros bout. C'est un morceau généralement osseux, qui donne un faible rendement. La quantité de graisse située entre les vertèbres, ainsi que celle du gros bout, fixe sur la qualité de l'animal.

Globe et jambe. — Ce sont les parties de la cuisse comprises entre la rotule et le jarret. Les muscles doivent être épais, la moelle d'un blanc rosé, ferme et non huileuse comme cela arrive sur des bêtes âgées, fatiguées, étiques ou malades. La graisse n'existe, à proprement parler, qu'à la partie supérieure du globe et les cas sont rares où le boucher fournit cette partie.

Gros bout. — Il est formé par le poitrail. C'est une partie peu charnue qui contient un mélange de muscles et de graisse que certaines personnes apprécient beaucoup, mais qui n'a pas une grande valeur nutritive.

Milieu de poitrine. — Il a pour base le sternum et les côtes en bas. C'est un morceau à peu près analogue au précédent.

Plat de côte couvert. — C'est la partie des côtes située en arrière de l'épaule. Il y a là une couche de graisse de couverture dont l'épaisseur est variable suivant la qualité, mais qui fait absolument défaut sur les bêtes de 3e qualité.

Cette graisse doit être ferme et rosée. Sous cette graisse existent des muscles plus ou moins épais, puis, enfin, une couche de graisse qui est adhérente aux côtes.

Ce morceau, très apprécié pour le bouillon, contient une assez forte proportion d'os. Néanmoins, son rendement varie entre 45 et 48 p. 100.

Telles sont les parties qu'il faut accepter. Voyons maintenant celles que l'on doit refuser.

Bavette et paillasse. — Ce sont ces parties semi-tendineuses, recouvertes quelquefois d'amas de graisse sur les bêtes de 1re qualité et qui forment le ventre. Il suffit d'avoir vu ce morceau une fois pour ne pas l'oublier.

Flauchet. — Il fait suite aux deux autres. Il part du creux du flanc pour aller à la rotule ; sur l'animal vivant, il y a là une accumulation de graisse parfois excessive.

Nous ne décrirons pas les autres parties que le règlement a supprimées, avec juste raison, de la fourniture. Elles sont connues de tout le monde.

Au moyen de ces données et en étudiant ces parties prises sur des animaux de différentes qualités, on peut, au bout d'un temps relativement court, arriver à pouvoir en apprécier assez facilement la qualité.

M. le vétérinaire principal Aureggio a eu l'heureuse idée de composer des tableaux sur lesquels sont reproduites les différentes coupes de tous les morceaux. Il y aurait avantage à compléter ce travail par des coupes des mêmes morceaux provenant d'animaux de 2e et 3e qualité et d'y introduire les différentes fraudes utilisées dans le découpage. En tous cas, ces tableaux devraient exister dans tous les corps.

Quant à la question de salubrité, nous avons dit qu'il était nécessaire et indispensable d'exiger le cachet du vétérinaire inspecteur de l'abattoir. Il est cependant des garnisons où cette inspection est encore faite par des personnes idoines en matière de boucherie, dont l'honnêteté peut être très bien justifiée mais chez qui la compétence est très limitée quand il s'agit de reconnaître un état maladif.

Dans de pareilles conditions les chefs de corps devront rechercher de préférence la fourniture par bêtes entières, surtout s'ils ont sous la main un vétérinaire militaire. De cette façon, il leur sera plus facile de vérifier si la viande est altérée.

Dans les petites villes où il n'existe qu'une compagnie ou une batterie, par exemple, l'adjudication est à supprimer. Il faut, sans hésitation, traiter de gré à gré avec le boucher qui a la plus belle clientèle. Si le marché se fait par adjudication, on est sûr que le boucher de bas étage soumissionnera à des prix souvent dérisoires et cela pour deux raisons. La première, parce qu'il n'achète que de la viande de 2e ou de 3e qualité et que, la payant moins cher, il peut livrer à meilleur compte que le commerçant qui ne débite que la 1re qualité. La deuxième, c'est que, n'ayant pas toujours une bonne clientèle, ce fournisseur est généralement à l'affût d'une bête malade, maigre, qu'il rentre clandestinement la nuit dans sa boutique et sert le lendemain à la troupe et même au public. Il n'y a pas encore bien longtemps qu'un fournisseur d'une garnison de l'Est a été pris dans de pareilles conditions.

Les chefs de corps ne sauraient donc se munir de trop de précautions. Nous signalerons aussi un autre genre de fraude qui commence à entrer dans les mœurs de certains fournisseurs.

Beaucoup de bouchers possèdent aujourd'hui des sortes d'armoires glacières, où ils enferment pendant l'été certains morceaux qui n'ont pas été vendus. Au bout de 2 ou 3 jours, ceux-ci commencent à s'altérer; le boucher les prend alors pour sa fourniture, et, afin de masquer la mauvaise odeur, il ne les sort de la glacière qu'au moment où ils doivent être distribués. Cette viande est froide au toucher et, si on la laisse exposée 15 à 20 minutes dans un endroit un peu chaud, on ne tarde pas à sentir l'odeur caractéristique d'une chair en décomposition. Il ressort de ce fait qu'il faut toujours toucher la viande et se méfier de celle qui a été renfermée dans un appareil frigorifique.

En résumé, voici, à notre sens, les clauses à introduire dans le cahier des charges pour la fourniture en morceaux débités :

1° Les morceaux composant la distribution devront provenir d'animaux sains de 1re ou de 2e qualité, abattus à l'abattoir de la ville et portant le cachet du vétérinaire inspecteur ;

2° Le rendement ne devra pas être inférieur à 50 p. 100.

3° Les deux tiers de la distribution devront être composés indifféremment de l'épaule, du collier, du train de côte, du plat de côte couvert, de la jambe ou du globe ;

4° Le dernier tiers comprendra indifféremment le gros bout, le milieu de poitrine, la surlonge, la joue désossée;

5° Suivant l'importance de la consommation, on indiquera si chacune de ces parties doit entrer exclusivement dans les distributions ou si elles doivent toutes en faire partie ;

6° En seront exclus les morceaux tels que la bavette, la paillasse, le flanchet, la tête à l'exception, pour le bœuf, le taureau et la vache, des bajoues (limitées par la commissure des lèvres et en haut, par la paupière inférieure et entièrement désossées), la fressure, comprenant la rate, le foie, les poumons, et pour le mouton le cœur et le foie ; les mamelles pour la vache et la brebis ; les suifs formant des masses ou pelotes dans l'intérieur de l'animal, les jambes coupées à 10 centimètres au-dessus du milieu des articulations du genou et du jarret, la peau, les cornes et la queue ;

7° Les morceaux seront du poids de 5 kilogrammes environ (nous avons fixé le poids des morceaux à 5 kilogrammes parce que c'est celui indiqué par la chambre syndicale de la boucherie de Paris) ;

8° On admettra un cinquième en poids d'os ;

9° Tout morceau avarié devra être remplacé immédiatement par un autre, double de poids ;

10° En cas de récidive on infligera une forte amende au fournisseur.

Nous avons dit que les morceaux devaient provenir d'animaux de 1re ou de 2e qualité. A notre avis, la viande de 2e qualité est la seule qui puisse convenir à l'alimentation du soldat, parce qu'elle donne le plus de viande et le moins de graisse. Mais, malheureusement, on ne peut être trop exigeant et refuser de la 1re qualité de viande qui est souvent trop grasse dans les bas morceaux. On pourra donc ajouter au cahier des charges que la viande ne devra pas être trop grasse.

Fourniture du veau et du mouton.

Bien que la chair du veau et du mouton n'entre pas dans l'alimentation journalière du soldat, nous devons cependant nous en occuper et donner notre sentiment sur la façon dont les corps devraient généralement procéder pour la fourniture de ces animaux.

A notre avis, et pour des raisons que nous allons exposer, il est nécessaire que ces animaux soient livrés en entier ou par moitié, suivant l'importance de la consommation.

En effet, les différentes unités s'approvisionnent souvent en morceaux débités de 3e catégorie, composés la plupart du temps pour le veau : du collier, de la jambe et du gros bout, portions grasses et osseuses. Ce sont-là, à quelques exceptions près, les seules parties que le boucher puisse livrer sans perte, les épaules, les cuisses, les côtelettes, l'aloyau étant vendus généralement très cher.

Il en est de même pour le mouton, sauf les jambes, qui sont débitées avec l'épaule ou le gigot.

Le soldat ne consomme donc que des portions grasses, osseuses, qui sont insuffisantes pour le bien nourrir. Or, il n'est pas question de savoir s'il ne serait pas regrettable de déroger à toutes les règles de l'art culinaire en mettant le gigot ou les côtelettes en ragoût. Le but qu'il faut atteindre est de donner aux hommes une nourriture abondante et nutritive et non pas de masquer la quantité par un apprêt plus ou moins agréable au goût.

On nous objectera peut-être qu'en exigeant ainsi des quartiers entiers le prix de la viande sera augmenté.

Le jour où les corps de troupe exigeront les bêtes entières ou par moitié, les bouchers s'y conformeront, car pour une livraison ou deux de veau qu'ils feront par semaine, ils ne voudront pas perdre le bénéfice de la vente journalière du bœuf.

Enfin, par ce procédé on pourra plus facilement se rendre compte de la qualité et de la salubrité.

Examinons maintenant les signes auxquels nous pourrons reconnaître la bonne qualité du veau et du mouton.

Veau.

Le règlement dit avec juste raison que « le veau doit avoir plus de six semaines ». En effet, au-dessous de cet âge, la chair de l'animal n'a ni fermeté, ni consistance.

En général, à Paris et dans les garnisons environnantes, le veau est plutôt abattu vers 3 ou 4 mois. Mais il n'en est pas de même partout, et dans certaines contrées il n'est pas rare de voir consommer des veaux âgés de 15 jours. L'âge a, en effet, une importance capitale, car plus l'animal est jeune et moins la chair est nutritive.

Donc de 6 semaines à 4 mois au plus le veau fournit une viande tendre d'un blanc rosé, une graisse bien répartie d'un blanc satin.

« Le rognon de graisse est toujours compact et volumineux sur les animaux de 1re qualité ; sur ceux de la 2e, le rognon diminue d'épaisseur, des vides nombreux se creusent, recouverts du péritoine et formant vitre.

« La 3e qualité comprend les animaux à chair foncée avec la graisse peu abondante et grise.

« Sur les veaux trop jeunes, la graisse est grise et sale, la chair est gélatineuse » (Villain).

Tels sont les caractères principaux qui permettront d'apprécier la qualité de la viande.

Si ces indications sont suffisantes pour juger la qualité d'un sujet entier, il ne peut en être de même quand on se trouve en présence de morceaux débités. Nous ne décrirons pas, comme pour le bœuf, l'aspect de ces différents morceaux dont les nuances de qualité sont variables à l'infini. Leur qualité ne peut donc s'apprécier qu'autant que l'on voit la bête entière.

Mouton.

Les signes auxquels on reconnaît la qualité du mouton ne sont guère nombreux.

Les moutons trop gras sont moins appréciés parce qu'ils possèdent peu de chair, mais cependant, si leur état d'engraissement n'est pas exagéré, on peut les accepter pour la fourniture de l'armée.

La graisse de couverture est abondante sur les reins à la base de la queue.

Le panicule charnu possède des zébrures plus ou moins accentuées.

La chair est d'un rouge assez foncé.

Dans la 3e qualité, le peaucier est gris blanc, recouvre à peine les côtelettes, la viande est pâle et mouillée et le dos n'a plus ses zébrures caractéristiques.

Est-ce au milieu d'une fourniture de bas morceaux qu'on pourra reconnaître si la viande provient d'animaux de 2e ou de 3e qualité, rachitiques, maigres ou malades?

Par conséquent il est nécessaire, au point de vue de la sécurité, d'exiger la livraison de bêtes entières ou par moitié.

CAHIER DES CHARGES.

Il ressort de l'étude que nous venons de faire que la livraison de la viande s'effectuera dans des conditions variables suivant que le cahier des charges contiendra des stipulations plus ou moins nettes. Les indications nombreuses et précises deviennent indispensables lorsqu'il s'agit de la fourniture de la viande parce qu'il n'y a point, comme pour les autres denrées, des termes de comparaison entre l'échantillon et la matière fournie. Ce n'est donc que par la spécification bien déterminée de ce que l'on désire qu'on pourra réaliser les meilleures conditions de fourniture.

Pour mieux mettre en évidence le bien fondé de nos assertions, nous citerons quelques exemples de cahier des charges que nous avons eu l'occasion de voir et qui sont, dans certains corps, comme des clichés sur lesquels on tire chaque 6 mois les mêmes erreurs.

Ce qui frappe tout d'abord, à la lecture de ces pièces, ce ne sont pas seulement les dissemblances qui existent dans la rédaction ou la spécification, mais bien l'absence presque complète de stipulations.

Aussi pour ne pas nous étendre davantage nous contenterons-nous de donner quelques spécimens de cahiers des charges.

1° « Je soussigné X......, boucher, etc..., m'engage à effectuer les livraisons de viande fraîche en quartiers entiers et me soumettre aux prescriptions du règlement du 4 décembre 1894 sur le contrôle de l'inspection de la viande ».

Or, que dit le règlement à ce sujet :

« En cas de livraison par quartiers entiers, et si l'importance des distributions le permet, le nombre des quartiers de derrière doit être le même par distribution que celui des quartiers de devant. »

C'est là un point qui a son importance, car nul n'ignore que les quartiers de devant sont plus osseux que ceux de derrière, mais cette clause n'est pas suffisante ainsi que nous le verrons plus loin;

2° « Je soussigné..., etc., m'engage à fournir en viande fraîche et par quartiers entiers à raison de 2/3 des quartiers de devant et 1/3 de ceux de derrière. »

On a bien spécifié la proportion du nombre des quartiers mais on a commis la grosse faute, pour les raisons énumérées ci-dessus, de prendre plus de quartiers de devant que de derrière.

3° « Je m'engage à fournir les bas morceaux de viande fraîche provenant d'animaux débités pour les besoins de ma clientèle. »

Voilà une clause qui est, pour le moins, très élastique. Les bas morceaux peuvent varier à l'infini suivant le débit et la clientèle du fournisseur. Il peut même arriver, et le fait se présente très fréquemment, que le boucher n'ait pas suffisamment de bas morceaux et qu'il soit obligé d'abattre spécialement pour la troupe. On peut être certain qu'il ne choisira pas la qualité qu'il a l'habitude d'offrir à sa clientèle ou bien encore il ira chez un compère acheter des bas morceaux, souvent de moindre qualité et qui auront traîné à l'étal pendant 3 ou 4 jours.

Enfin, et pour terminer cette énumération, il y a de petites unités qui ne passent pas de marché écrit. Elles s'entendent avec un fournisseur sur le prix et peuvent l'abandonner quand elles le veulent. C'est le système que semble proposer le syndicat de la boucherie de Paris qui dit : « Pour assurer la nourriture du soldat en viande de bonne qualité nutritive à un prix avantageux nous pensons que, tout en laissant aux chefs de corps leur initiative, on pourrait bien leur conseiller de limiter la fourniture à faire par un même boucher à une compagnie ou deux au maximum, un escadron ou une batterie ».

Nous désirons nous arrêter un instant sur ce système qui

peut séduire tout d'abord, mais qui, à notre sens, offre beaucoup d'inconvénients quand il n'y a pas d'écrit.

1° Il n'est applicable que dans les garnisons où les boucheries sont assez nombreuses pour qu'il soit facile aux corps de trouver immédiatement un autre fournisseur ;

2° Si un négociant accepte ce mode de fourniture pour une petite unité, il ne peut le faire pour un régiment, par exemple. En effet, la consommation faite par un régiment serait proportionnellement trop supérieure aux besoins de la clientèle et le boucher se trouverait dans l'obligation d'abattre spécialement pour le corps ;

3° De même que l'unité peut changer de fournisseur, de même ce dernier a le droit d'agir semblablement vis-à-vis d'elle. Il en résulte donc que cette unité peut, à un moment donné, sur un simple caprice (les prétextes sont toujours nombreux) être abandonnée et obligée de chercher ailleurs ;

4° Le boucher n'étant astreint qu'aux seules exigences imposées par le cahier des charges pourra fournir de la viande saine et de bonne qualité, mais celle-ci n'est souvent qu'apparente et difficilement appréciable sur des morceaux peu volumineux ;

5° Dans un régiment où les diverses unités se servent chacune chez un fournisseur différend, la viande ne saurait être semblable. Il surgira donc des mécontentements chez les soldats du même régiment dont les uns seront mieux nourris que les autres. On remédiera, il est vrai, à cet inconvénient, en spécifiant bien la qualité, la nature et le poids des morceaux.

Le seul avantage de la fourniture d'une petite unité chez un boucher est que celui-ci a plus de facilités pour servir convenablement, puisqu'il écoule des bas morceaux, de bonne viande, mais alors il devient nécessaire de bien indiquer ce que l'on désire.

Comme il est facile de le voir, nous n'avons aucun parti-pris contre un mode spécial de fourniture. Qu'on adopte la livraison par bêtes entières, par quartiers ou par morceaux débités, on doit être bien servi, à la condition expresse de spécifier ce que l'on veut. C'est la base indispensable dans la rédaction du cahier des charges, et la nécessité s'impose de formuler pour tous les corps, un modèle type de cahier des charges, pour chacun des modes de fourniture. Nous sommes convaincu que par ce moyen on évitera ces récriminations, ces indispositions qui surviennent malheureusement dans certains corps et qu'il répugne de voir livrées à la publicité quand on sait avec quel zèle et quel dévouement le corps des officiers s'intéresse à l'alimentation du soldat.

Voici donc les bases générales sur lesquelles doit être rédigé le cahier des charges :

1° Spécification de la qualité de la viande (1re ou 2e qualité suivant les pays) ;

2° Rendement, qui ne doit pas être inférieur à 50 p. 100 (sauf dans quelques régions où la tolérance peut être portée à 48 p. 100) ;

3° Énumération des parties qui doivent entrer dans la distribution ;

4° Proportion et poids minimum des différentes parties ;

5° Énumération des morceaux que l'on veut éliminer de la distribution ;

6° Cachet du vétérinaire inspecteur de l'abattoir dans les villes où les viandes sont inspectées ;

7° Amende sévère au cas ou un morceau avarié a été introduit dans la distribution ;

8° Exiger toujours que la distribution se fasse au quartier.

Ce sont là, on le comprend, des indications générales que l'on peut modifier suivant les localités, mais dont il ne faudrait guère s'écarter.

Dans chaque garnison, les corps devraient connaître le rendement à exiger. Il est certaines villes, par exemple, situées dans des centres d'élevage et où les viandes doivent rendre au moins 52 à 55 p. 100. Il en est d'autres, dans le Midi, où le rendement ne peut pas atteindre ou dépasser 50 p. 100.

INSPECTION DES VIANDES.

La question que nous allons traiter est certainement la plus délicate de notre travail, parce qu'elle pourra paraître comme une atteinte portée au rôle de l'officier dans l'alimentation du soldat.

Telle n'est point cependant notre idée. Nous avons déjà suffisamment dit tous les mérites qui reviennent aux officiers qui ne cessent de s'intéresser à la santé de leurs hommes. Aussi, en réfléchissant une seconde à notre raisonnement sera-t-on convaincu que nous agissons autant dans l'intérêt de l'officier que dans celui de l'État et du troupier.

L'instruction du 4 décembre 1894 sur le contrôle et l'inspection de la viande destinée à l'alimentation des troupes dit dans ses dispositions générales :

« Lorsque la gestion de la commission s'étend à la fourniture de la viande, l'examen de la viande livrée est passé dans la boucherie soit par un médecin ou (dans les troupes à cheval) par un vétérinaire, membre de la commission ou par un membre délégué de cette commission.

» Lorsque de petites unités se procurent de la viande par des achats effectués directement, le chef de corps fixe l'heure à laquelle la viande ainsi achetée doit être déposée chaque jour à la boucherie pour y être examinée avant d'être remise aux cuisines. L'examen en est fait soit par un médecin ou par un vétérinaire, soit par le chef de bataillon de semaine, soit par tout autre officier désigné par le chef de corps ou de détachement.

» Si l'officier chargé de la visite de la viande a des doutes sur la qualité de celle-ci, il rend compte immédiatement au chef de corps ou de détachement ; dans ce cas, le médecin et le vétérinaire dans le corps de troupes à cheval doivent toujours être appelés à se prononcer. »

Nous dirons tout d'abord que, dans beaucoup de régiments, l'inspection de la viande est faite par le médecin ou le vétérinaire.

Il en est d'autres cependant qui négligent cette précaution, non pas par mauvaise volonté, mais parce qu'ils hésitent à déranger le médecin ou le vétérinaire souvent à une heure matinale pour un examen de courte durée.

Il y a, il est vrai, suivant les corps, des variations nombreuses dans les heures de distribution. Dans certains régiments il n'y a qu'une distribution en hiver entre 9 et 10 heures du matin et une en été entre 4 et 5 heures du matin. Ailleurs, les distributions ont lieu en été à 10 heures du matin et à 5 heures du soir. La seule raison que l'on invoque pour expliquer ces coutumes est qu'on est plus certain d'avoir de la viande fraîche. Pourtant, par un examen attentif de ce qui se passe chez les bouchers on peut se rendre compte que le public mange souvent, même par les fortes chaleurs, de la viande abattue depuis 36 et 48 heures. On est donc en droit de se demander si, pour être agréable à l'armée, l'adjudicataire abattra spécialement pour le corps qu'il a à fournir. La chose est peu probable, aussi ne voit-on pas la nécessité de laisser subsister de semblables coutumes. C'est ainsi qu'un animal sacrifié la veille au soir peut très bien servir au repas du lendemain soir et du surlendemain matin. Il sera donc consommé en moins de 48 heures.

La plupart du temps les viandes de boucherie sont livrées dans des conditions bien différentes, et il arrive assez fréquemment que le public consomme des bœufs ayant plus de 48 heures d'abat. La chair provenant de ces animaux n'est généralement pas altérée.

D'autre part, les journées excessivement chaudes pendant lesquelles la viande se conserve difficilement ne sont pas si nombreuses qu'on pourrait le croire. Cette année, où la température a été assez élevée pendant l'été, il n'y a pas eu plus de 25 jours durant lesquels la viande se soit conservée difficilement plus de 50 heures en quartiers. Nous ne parlons pas de la conservation des petits morceaux qui s'altèrent d'autant plus vite que leur volume est moindre.

En outre, quelle différence croit-on qu'il y ait entre la viande portée à la distribution du soir, 6 heures, et celle du lendemain matin, 9 heures ?

Cette différentiation ne peut exister que si le boucher a abattu entre les deux distributions ; mais comme il ne tue pas tous les jours, il y a gros à parier qu'il livrera, la plupart du temps, de la viande ayant certainement 48 heures d'abat.

Donc le système des deux distributions par jour n'a pas sa raison d'être. Exigeons que l'adjudicataire nous donne des morceaux de viande fraîche, exempte d'altérations au moment de la distribution, et nous serons sûrs de pouvoir les conserver encore plus de 12 heures, même par les fortes chaleurs.

Un bon système pour la conservation des denrées est de déposer la viande dans des garde-manger assez volumineux, munis de crochets et placés dans un local bien aéré. La confection de ces garde-manger n'est pas une dépense trop grande ; quant à l'aération elle est toujours possible.

Donc, si on le désire, la livraison de la viande peut être faite une fois par jour.

Voyons, maintenant, par qui rationnellement doit être faite l'inspection.

Le règlement a laissé prévoir qu'en principe ce sont les médecins et les vétérinaires qui paraissent tout naturellement désignés pour ce service ; mais il dit aussi que les chefs de corps désignent soit ces officiers ou tout autre, lequel est souvent celui de semaine aux ordinaires. Il exprime d'autant plus que cette manière de voir peut être prépondérante, qu'il contient dans son dernier paragraphe :

« Si l'officier a des doutes sur la qualité de celle-ci, etc...

« Dans ce cas le médecin et le vétérinaire doivent toujours être appelés à se prononcer. »

Pourquoi vouloir commettre à cette inspection un officier, qui déclare souvent son incompétence et qui, en somme, assume une responsabilité considérable puisqu'il s'agit du bien-être de ses hommes ? Croit-on qu'aux yeux de ses soldats l'officier perdra son prestige parce qu'il appellera à lui le concours du médecin ou du vétérinaire ?

Le soldat trouve cela très naturel, car il sait bien que seuls les médecins et les vétérinaires ont fait des études à ce sujet. D'ailleurs, ceux-ci ne tiennent que très médiocrement à cet appel fait à leur compétence. Ils savent bien que, dans ces fonctions, ils assument une responsabilité très grande, puisque de leur décision peut dépendre quelquefois l'évolution d'une épidémie ou d'une affection provenant de la nocivité de la viande. Le médecin et le vétérinaire ont tout intérêt à ne pas être chargés de ce service et à laisser à d'autres la responsabilité.

Ce n'est donc que pour l'utilité de l'armée et pour les officiers même que nous voudrions voir cette inspection attribuée au médecin et au vétérinaire jusqu'à ce que des cours aient été faits dans les écoles permettant aux officiers de se prononcer avec plus de compétence.

L'inspection ainsi réglementée aurait deux effets très heureux :

1° Elle donnerait à l'officier de distribution, qui n'a jamais eu d'enseignement spécial à ce sujet, la facilité de pouvoir acquérir quelques notions qui lui seraient certainement très utiles le jour où il sera isolé avec son escadron, sa batterie ou sa compagnie ;

2° Les médecins et les vétérinaires en tireraient certainement un très grand profit, parce que, en raison des bases solides qu'ils ont sur ce sujet, l'examen journalier ne pourrait que fortifier leurs connaissances et contribuer à ce que ce service soit mieux assuré encore.

Enfin, disons en terminant qu'il serait utile, croyons-nous, que dans les écoles on instituât un cours d'inspection des viandes pour que les officiers possèdent des notions suffisantes qui leur permettent de pouvoir examiner une distribution sans risquer de grosses erreurs.

Il est aussi utile de connaître la qualité et la salubrité de la viande que les tares et les maladies du cheval.

VISITE DU TROUPEAU D'APPROVISIONNEMENT.

Pendant notre long séjour dans l'Est nous avons été très souvent appelé à visiter le troupeau qui devait, à un moment donné, alimenter les troupes en manœuvres. Nous savions, non par expérience, mais pour l'avoir entendu dire, que souvent le fournisseur présentait de bonnes bêtes qu'il n'hésitait pas à changer, en cours de route, contre des sujets de qualité inférieure. Cette fraude était d'autant plus facile, que les moyens de reconnaître les bêtes acceptées consistaient en l'apposition sur une partie de l'animal, de marques (chiffres ou lettres) que l'adjudicataire pouvait facilement se procurer.

Aujourd'hui encore, rien n'a été modifié à ce sujet, et c'est le marquage sur la corne, les sabots ou sur une autre partie du corps qui subsiste toujours.

Il est pourtant évident qu'en manœuvres ou en campagne, plus que dans toute autre circonstance, il est nécessaire de procurer à l'homme des aliments d'excellente qualité.

On doit donc :

1° N'accepter que des bêtes de 1re qualité ;

2° Prendre toutes les mesures nécessaires pour qu'elles ne soient point changées.

Ces prescriptions sont indispensables si l'on songe que les animaux ne peuvent que perdre de leur état dans les marches journalières, quelquefois longues, qu'ils sont obligés d'effectuer en suivant les corps pour lesquels ils doivent être sacrifiés. Il faut que ces bêtes soient en très bon état d'entretien afin de pouvoir résister le plus longtemps possible aux privations d'eau, de nourriture qu'ils auront à subir, et être abattus cependant en bon état de chair.

Par conséquent, une fois le troupeau accepté il est indispensable d'éviter que des échanges puissent s'effectuer en cours de route.

Les modifications que nous proposons à ce système sont celles que nous avons toujours employées et que nous avons indiquées à plusieurs intendants et officiers d'administration qui en ont pris bonne note et nous en ont remercié.

Pourquoi ne pas faire sur les animaux bovins ce que l'on a admis depuis longtemps pour le cheval, c'est-à-dire prendre le signalement sommaire, seulement avec l'indication de la marque appliquée sur la particularité la plus frappante de la robe de l'animal.

Si on examine attentivement un troupeau de 50 à 60 bœufs ou vaches, on est frappé par les particularités qui existent sur la robe de chacun de ces animaux, à tel point qu'on peut affirmer qu'aucune robe n'est semblable à une autre, parce que sur chacune existe une marque particulière qui n'est point au même endroit chez une autre.

Nous relevons quelques exemples retrouvés dans nos notes.

Bœuf, 7 ans, jaune clair, tache blanche à la base de la queue.

Bœuf, 4 ans, jaune clair, tache blanche à l'épaule droite.

Vache, 5 ans, pie rouge, tache blanche autour de la corne droite.

Il est certaines races qui ne possèdent point de particularités et dont la robe semble être d'une couleur uniforme. Cependant, en cherchant attentivement on trouve certaines parties plus foncées, d'autres plus claires, du ladre, etc.

Enfin, sur certains sujets, il est presque impossible de trouver un point de la robe qui attire plus particulièrement l'attention.

Nous avons utilisé alors la mensuration soit des cornes, soit de la tête, soit de la queue, mais ces cas ont été rares.

Comme on le voit par le rapide exposé que nous venons de faire, il est presque impossible à un fournisseur de pouvoir trouver sur place une bête semblable à une autre.

Tel est le remède que nous croyons devoir apporter à l'état actuel des choses et que nous avons cru utile de signaler à l'attention de l'autorité.

CONCLUSIONS.

Il ressort de toutes ces considérations :

1° Que dans la fourniture de la viande destinée à la troupe il est nécessaire d'indiquer la qualité et le rendement ;

2° Que pour la livraison par bêtes entières il n'y a pas lieu d'imposer la visite des animaux sur pied, mais qu'il faut, au contraire, exiger que les animaux abattus aient le « rognon couvert », indice certain d'une viande de 2e qualité ;

3° Que pour la fourniture par quartiers on devra veiller à ce que le cachet de l'inspecteur de l'abattoir soit très visible ;

4° Que les corps qui s'approvisionnent en morceaux débités spécifient bien la qualité, la catégorie, la proportion et le poids minimum des morceaux et exigent la présence du cachet de l'abattoir ;

5° Que ces corps indiquent également les morceaux qu'ils veulent accepter et ceux qu'ils ne désirent à aucun prix voir figurer dans la distribution ;

6° Qu'il faut exercer une surveillance très sévère pour la réception de ces morceaux ;

7° Que, quel que soit le mode de fourniture, le rendement soit de 50 p. 100 ;

8° Que les veaux et les moutons doivent être de 2e qualité, fournis en entier ou par quartiers, mais jamais en morceaux débités ;

9° Qu'il est nécessaire que le cahier des charges contienne toutes les clauses capables d'assurer une bonne fourniture ;

10° Qu'il y a nécessité à donner aux médecins et aux vétérinaires seuls l'inspection des viandes ;

11° Qu'on pourrait créer dans les écoles un cours d'inspection des viandes destiné à donner aux officiers des notions sur les coupes utilisées en boucherie et sur la qualité de la viande ;

12° Qu'il n'y ait autant que possible qu'une distribution par jour ;

13° Qu'on construise pour la conservation de la viande des garde-manger qu'on logera dans un local bien aéré ;

14° Qu'il y a lieu, quand on reçoit un troupeau, de prendre le signalement de chaque bête en apposant une marque quelconque, sur la particularité la plus frappante de la robe ou en mesurant une partie du corps, tête, corne, etc.

Paris et Limoges. — Imprimerie militaire Henri CHARLES-LAVAUZELLE.

Librairie militaire Henri CHARLES-LAVAUZELLE

Paris et Limoges.

Armes portatives françaises et étrangères, par le capitaine BATAILLE : **France** (fusil mod. 1886 M. 93) ; **Allemagne** (fusil mod. 1888); **Autriche** (fusil mod. 1895); **Russie** (fusil mod. 1891. Chaque puissance fait l'objet d'un fascicule in-plano, tiré en deux couleurs, avec gravures dans le texte et une planche hors texte en dix couleurs. Prix du fascicule. 5 »

Guide pratique des exercices de combat et de service en campagne (2e édition). — Volume in-32 de 92 pages avec 10 croquis, cart. .... » 75

Service en campagne d'une compagnie d'infanterie, par le capitaine BOSCHET, avec 27 croquis, cartes ou plans. — Vol. in-8o de 240 p. 4 »

La compagnie isolée en marche et en station, avec trois croquis, par F. B. — Brochure in-8o.. » 50

Des éclaireurs de montagne, par H. DUNOD, lieutenant de chasseurs alpins. — Brochure in-8o.. 1 50

Agenda de mobilisation. Infanterie (2e édition). Volume in-18 de 128 pages, relié pleine toile.. 2 »

Guide pratique pour la guerre en Afrique, à l'usage des officiers et des sous-officiers, par le lieutenant-colonel A. DUMONT, ex-officier des affaires indigènes (8e édition). — Brochure in-18........................ 1 25

Formations et manœuvres de l'infanterie en campagne, par le capitaine breveté G. LÉVY. — Volume in-8 de 92 pages avec croquis dans le texte.. 2 »

Essai historique sur la tactique d'infanterie depuis l'organisation des armées permanentes jusqu'à nos jours, par le commandant GÉRÔME, breveté d'état-major, ancien professeur adjoint d'art et d'histoire militaire à l'Ecole spéciale de Saint-Cyr. — Volume in-8o de 272 pages, avec 70 croquis.. 5 »

Historique de la tactique de l'infanterie française, par V. VEYNANTE chef de bataillon breveté au 42e d'infanterie, 10 croquis. — Vol. in-8o de 120 pages.. 2 50

Cartes étrangères. Notions et signes conventionnels, par le capitaine ESPÉRANDIEU, professeur de topographie et de géographie à l'Ecole militaire d'infanterie. — Volume in-8o de 140 pages........................ 4 »

Français et Allemands, étude démographique et militaire des populations actuelles de la France et de l'Allemagne, **l'Alliance franco-russe et l'Allemagne,** par le Dr J. AUBŒUF. — Volume in-8o de 122 pages.. 2 »

Causerie sur le cheval, conférences faites aux cavaliers du 21e chasseurs par le lieutenant H. DE ROCHAS D'AIGLUN. — Br. in-8o de 78 pages.. 1 50

La stratégie et la tactique allemande au début du vingtième siècle, étude par le général PIERRON. — Volume in-8o de 394 pages avec croquis dans le texte.. 6 »

Etude sur la tactique de l'infanterie, par V. VEYNANTE, chef de bataillon breveté au 42e régiment d'infanterie, avec croquis. — Brochure in-8o de 84 pages.. 2 »

Etude sur la tactique de ravitaillement dans les guerres coloniales, par NED-NOLL. — Volume in-8o de 156 pages........................ 2 50

Tactique raisonnée de l'infanterie, par Ch. DELTHEIL, chef de bataillon au 16e régiment d'infanterie. — Brochure in-8o de 32 pages.............. » 75

Guide pour le chef d'une petite unité d'infanterie opérant la nuit (marches, avant-postes, combat, méthode d'instruction), par le capitaine breveté NIESSEL. — Vol. in-8o de 100 pages, 6 croquis dans le texte.. 2

Principes fondamentaux et tactique raisonnée du combat de nuit, par le lieutenant-colonel G. TRUMELET-FABER, du 20e d'infanterie. — Brochure in-8o de 96 pages, avec 4 figures dans le texte........................ 2 »

www.ingramcontent.com/pod-product-compliance
Ingram Content Group UK Ltd.
Pitfield, Milton Keynes, MK11 3LW, UK
UKHW012117240726
13965UKWH00005B/1815